CE QU'ON PENSE DU CHOLÉRA

DANS

LE MONDE MÉDICAL

ÉTAT ACTUEL DE CETTE QUESTION

CE QU'ON PENSE

DU CHOLÉRA

DANS LE

MONDE MÉDICAL

ÉTAT ACTUEL DE CETTE QUESTION

PAR

Le Dr Léon CORRÉGER

Quand la médecine sera une science
positive et constituée, le règne des
drogues aura pris fin et la thérapeutique tout entière sera dans l'hygiène,
au grand profit de l'humanité.

L. CORRÉGER.

PARIS

IMPRIMÉ PAR CHARLES NOBLET

RUE SOUFFLOT, 18

—

1866

MONSIEUR DIEUZÈDE ,

AU DOMAINE DU COMTÉ, A AUCH (GERS).

Mon cher ami,

Une véritable peste a pris droit de domicile en Europe depuis trente-cinq ans environ, sous le nom de choléra asiatique.

A partir de 1832, époque de son apparition première en France, ce terrible fléau sévit de temps en temps sur les populations européennes avec une intensité à peu près invariable.

Dans les diverses épidémies cholériques observées en dehors de l'Inde jusqu'à ce jour, la proportion ordinaire de la mortalité a été de cinquante décès pour cent malades.

Et, chose triste à révéler ! c'est que le chiffre proportionnel des morts se maintient invariablement le même, soit que la maladie reste abandonnée à sa marche naturelle, soit que la médecine intervienne avec ses drogues et ses recettes soi-disant infaillibles.

En dépit des efforts et des études opiniâtres des médecins et des observateurs habiles de tous les pays civilisés, tout ce qui se rattache à l'histoire de la *peste indienne* continue à demeurer obscur et plus ou moins controversé.

Sur les conditions nécessaires de sa naissance, de son développement, ainsi que sur le traitement *efficace* à lui opposer, nous n'en savons guère plus, nous autres *médecins sérieux*, en l'an de grâce 1866, que nous n'en savions lorsqu'elle apparut parmi nous, pour la première fois, en 1832.

Dès la première invasion cholérique en Europe, on a mis en discussion, dans le monde médical, la question de la contagion, et malgré les flots d'encre versés pour et contre dans cette controverse, on n'est pas encore arrivé à une solution satisfaisante.

L'enquête reste donc ouverte sur le grand problème de la contagion, aussi bien que sur celui du remède anti-cholérique, malgré *l'appât des cent mille francs du prix Bréant*.

Il s'agit là cependant d'un intérêt de premier ordre, celui de la santé publique.

Avis aux philanthropes diplômés ou non diplômés.

Il est de leur devoir de faire connaître, avec ou sans

récompense, tout ce qu'ils auront pu observer de profitable au public sur cette double question.

C'est en vue de concourir, autant qu'il est en mon pouvoir, à éclaircir, s'il est possible, cette ténébreuse histoire du choléra, que je me suis efforcé de formuler à cet égard une théorie fondée et rationnelle, en prenant pour guides d'un côté mon expérience propre, et ensuite les opinions variées et contradictoires qui se produisent journellement sur ce triste sujet.

Mais, lorsque, après avoir étudié cet important problème avec toute l'attention et toute l'impartialité dont je suis capable, j'ai essayé de me rendre compte de ce que j'avais appris de positif dans mes recherches, j'ai été tenté de répéter, en me l'appliquant, le mot célèbre de ce sage antique : « *Je ne sais qu'une chose, c'est que je ne sais rien.* »

Cependant, avant d'accepter comme vraie une conclusion aussi désolante, j'ai voulu à nouveau revoir les faits de plus près, et je suis arrivé alors à déduire, d'une étude entreprise sans idée préconçue, quelques propositions, les unes négatives, les autres positives, propositions qui ont pour moi toute la valeur de vérités provisoires.

C'est ce travail sommaire, rédigé d'abord pour mon instruction personnelle, que je me décide aujourd'hui à livrer à la publicité, persuadé que toute vérité bonne à connaître est également bonne à publier.

Tu me permettras, mon cher ami, de te dédier ces quelques pages de prose médicale, à un double titre, d'abord en souvenir de nos causeries médico-philosophiques, et aussi comme un gage de notre vieille amitié.

L. CORRÉGER,

Docteur en médecine.

Paris, le 25 septembre 1866.

CE QU'ON PENSE DU CHOLÉRA

DANS LE MONDE MÉDICAL

ÉTAT ACTUEL DE CETTE QUESTION

I

Depuis 1832, époque de la première invasion cholérique en France, les médecins controversent entre eux la question de savoir si cette redoutable maladie est contagieuse ou non.

De ce que l'on continue à discuter sur la contagion du choléra, il ne faut pas conclure que cette contagion n existe pas : mais il s'ensuit logiquement que la doctrine de la contagion n'est pas plus rigoureusement démontrée que l'opinion contraire, et qu'en l'absence de toute vérification expérimentale, on peut admettre que le choléra est une maladie tantôt contagieuse et tantôt non contagieuse, suivant l'action de conditions encore ignorées.

Car, il faut bien en convenir, si l'on excepte la variole, la syphilis, la rage, la gale et certaines dartres, la preuve expérimentale de la contagiosité n'est faite, dans l'état actuel de nos connaissances, ni pour le choléra, ni même pour d'autres maladies généralement réputées contagieuses, telles que le typhus, la fièvre jaune, la scarlatine, etc., etc.

La solution scientifique de cette importante question n'est donc pas possible dès à présent.

Mais ici les contagionistes déclarent que le doute, s'il y en a, doit s'interpréter dans le sens de la contagion et ils proclament ce précepte à haute voix, non-seulement par cette raison banale que, si son application ne fait pas de bien, au moins elle ne fait pas de mal, mais surtout « parce qu'elle doit conduire, disent-ils, à l'emploi de mesures préventives dont l'importance, à leurs yeux, n'irait à rien moins qu'à préserver l'Europe de ce terrible fléau. »

A mon avis, tant que l'on ne peut point saisir et rendre appréciable à nos sens l'agent matériel qui transmet une maladie, le seul caractère évident de la propriété contagieuse doit se tirer du danger qu'offre l'approche des malades, et de la sécurité relative dont on jouit en s'éloignant d'eux.

Or, puisque c'est à l'aide de ce caractère qu'on a pu classer parmi les épidémies contagieuses un certain nombre de maladies dont le mode de transmission est bien défini et depuis longtemps observé, telles que le typhus, la peste, la fièvre jaune, pour savoir si le choléra est contagieux, il suffira de le comparer à ces maladies; s'il résulte de cette comparaison qu'il se conduit comme elles, il sera déclaré contagieux, sinon non.

Il est bien vrai que cette conclusion n'est pas conforme à la méthode sévère des sciences exactes; mais elle suffit parfaitement pour le but pratique à atteindre, c'est-à-dire pour diriger l'administration dans le choix des mesures sanitaires.

Mais si, en étudiant la marche et la propagation du choléra, les médecins n'ont pu procéder et n'ont procédé en effet autrement que par voie de comparaison, comment se fait-il qu'ils se sont partagés en deux camps sinon hostiles, du moins opposés ?

Cette divergence d'opinion s'explique par plusieurs raisons, mais principalement par la signification vague du mot contagion, qui n'est pas compris de la même façon par tous les médecins.

Pour les uns, le choléra est doué de la propriété contagieuse par le seul fait de sa propagation de l'Inde, où il est endémique, à l'Europe occidentale, qui ne le connaissait pas jusqu'à une époque récente.

Peu importe à ces contagionistes que la cause propagatrice voyage sous forme solide, liquide ou miasmatique, qu'elle appartienne au règne végétal, animal ou minéral, et qu'elle soit transmise d'un individu malade à d'autres individus sains par le contact ou par tout autre moyen.

Par le fait seul et incontestable d'ailleurs de cette facilité que possède le choléra de se déplacer ainsi de l'Orient en Occident, les médecins contagionistes se disent autorisés à assimiler la marche de cette épidémie à celle du typhus, de la peste et de la fièvre jaune.

Dans le camp de la non-contagion, on exigerait d'autres preuves pour accorder au choléra la propriété contagieuse, du moins dans le sens des trois épidémies que je viens de nommer.

Tout en reconnaissant la propriété voyageuse à ces quatre fléaux, la peste, la fièvre jaune, le typhus et le choléra, les non-contagionistes n'admettent pas que la cause propagatrice du choléra soit de la même nature que celle des trois autres maladies pestilentielles; et en cela ils se fondent sur ce que les trois pestes connues en Europe longtemps avant l'apparition du fléau asiatique ont pour caractère essentiel de se transmettre de proche en proche, par les communications des hommes entre eux ou par des rapports de voisinage, de telle sorte que, dans ces trois maladies, la peste, la fièvre jaune et le typhus, la sphère d'action de la cause propagatrice est toujours circonscrite dans des limites étroites.

Telle n'est pas pour les anti-contagionistes la marche la plus ordinaire du choléra.

Suivant ces derniers observateurs, lorsqu'il a fait son apparition dans une localité avec ou sans importation, le germe cholérique se répand plus ou moins rapidement et plus ou moins loin; mais il s'astreint

rarement à suivre les hommes dans leurs pérégrina-
tions. Le miasme cholérigène ne présente jamais ou
presque jamais une marche régulière : il procède par
sauts et par bonds, tantôt en avançant, tantôt en recu-
lant, rarement de proche en proche.

Il frappe à droite et à gauche, laissant le plus souvent entre ses victimes des intervalles plus ou moins
considérables, intervalles qu'il n'a pu parcourir autrement que par la voie aérienne, c'est-à-dire par l'air
ambiant.

Frappés de cette différence bien tranchée dans le
mode de propagation du choléra comparé à celui de
la peste, du typhus et de la fièvre jaune, la plupart
des médecins, en France et surtout à Paris, ont longtemps refusé au choléra la propriété contagieuse ad-
mise en général, pour les trois autres épidémies pestilentielles.

Cependant, depuis l'épidémie cholérique de 1854,
et surtout à l'occasion de l'invasion de 1865, il s'est
opéré une modification visible dans l'opinion du corps
médical, en ce qui concerne la grande question de la
propagation cholérique.

Cette nouvelle croyance ressort clairement de plusieurs propositions récentes faites par les médecins et
adoptées par l'administration en vue d'arrêter le choléra.

La première de ces mesures nouvelles de préservation
a été l'isolement des cholériques dans les hôpitaux;

La seconde, la prescription de la surveillance des pèlerins à la Mecque et à Suez ;

La troisième enfin le rétablissement du régime des quarantaines avec certains tempéraments dans toutes les villes maritimes de la France.

Toutefois, en proposant une quarantaine mitigée pour tout arrivage atteint ou suspect de choléra, le comité central d'hygiène ne paraît pas avoir une foi bien robuste à la contagiosité de cette maladie, contrairement à la doctrine du corps médical de Marseille et de Toulon, qui proclame hautement l'explosion cholérique de 1865 dans ces deux villes par importation, et sa dissémination par voie de communication médiate ou immédiate.

La tiédeur de cette croyance à la contagiosité au sein du comité d'hygiène résulte clairement de cette déclaration que je trouve exprimée en termes significatifs dans le rapport du docteur Tardieu: «L'enquête « la plus minutieuse, les investigations même les plus « ardentes et les plus intéressées, n'ont pu arriver à « montrer un seul cas avéré de choléra que l'on puisse « rattacher d'une manière positive à un arrivage déter- « miné ; aucun cas avéré de choléra ne s'est déclaré « parmi les passagers en observation au Lazaret. »

Il est facile de voir par ce passage du rapport que l'importation du choléra de 1865 à Marseille n'a pas paru démontrée à la commission centrale d'hygiène et que, par conséquent, elle reste dans le doute à cet égard.

Il est certain, d'un autre côté, qu'en proposant la prescription de la quarantaine, malgré l'indécision de cette question, le comité d'hygiène a préféré suivre dans cette circonstance le précepte qui veut que, dans le cas de doute sur la contagion d'une maladie, on agisse absolument comme si elle était contagieuse.

D'ailleurs, cette décision, qui témoigne des bonnes intentions du comité d'hygiène est arrivée fort à propos pour donner satisfaction à la population marseillaise, qui, à tort ou à raison, réclamait à hauts cris le rétablissement de la quarantaine à l'égard du choléra.

Quelle que soit au fond la pensée réelle de la commission d'hygiène sur le mode de développement du choléra, il n'en reste pas moins certain que la croyance à la contagion, fort restreinte jadis, ou du moins très-timide, tend à se propager depuis quelque temps et qu'elle est confessée à haute voix par des hommes du plus grand mérite.

Parmi ces observateurs, il suffira de nommer M. Littré ; ce nom seul signifie à la fois érudition vaste, esprit positif, indépendance de caractère et dévouement absolu aux intérêts de l'humanité et de la vérité.

Eh bien ! cet homme qui, pour toutes ces raisons jouit d'une autorité justement acquise parmi les savants, a jugé opportun de publier son opinion fran-

chement contagioniste et de recommander des mesures de préservation contre le choléra dans deux
articles insérés dans le *Journal des Débats*, le 9 oc-
tobre 1865 et le 22 juillet 1866.

Dans la conviction de M. Littré « deux ordres de
« faits prouvent la transmissibilité du choléra ; le
« premier, c'est qu'on ne l'a jamais vu nulle part,
« sans qu'il ait été vu dans l'Inde, les épidémies oc-
« cidentales étant toujours précédées d'épidémies
« orientales : le second, c'est que, dans les petites lo-
« calités où il est possible de suivre la transmission
« de porte en porte, on a, à peu près toutes les fois,
« constaté l'importation par un arrivant et la propa-
« gation par des communications. »

Des deux ordres de faits invoqués par M. Littré,
le second surtout présente une valeur incontestable.

Il est certain, en effet que les petites localités seules
permettent de suivre le choléra de porte en porte,
parce que, à raison de leur nombre relativement res-
treint, ces portes peuvent être facilement gardées,
alors surtout que ces localités se trouvent dans une
situation insulaire.

Or, s'il résulte des observations faites dans de semblables conditions, que l'on constate à peu près toujours l'importation par un arrivant, et la propagation
par des communications, la grande question de la
contagion sera définitivement tranchée.

Aux observateurs des petites localités incombe donc

le devoir d'étudier avec attention et persévérance la marche du choléra, et de proclamer hautement la vérité avec un esprit dégagé de toute vue doctrinale : il s'agit là pour les médecins d'un intérêt scientifique et humanitaire en même temps.

II

C'est par des considérations de cette nature que j'ai été amené à publier les faits qu'il m'a été donné d'observer en ma qualité de médecin sanitaire, pendant le cours d'une épidémie cholérique qui a régné à l'île de la Réunion en 1859.

Voici le récit abrégé du début et de la marche de cette épidémie qui a duré environ trois mois.

Quoique ses relations commerciales avec l'Inde et avec Calcutta particulièrement remontent à une époque reculée, et quoiqu'elle entretienne, depuis une trentaine d'années, une navigation très-active avec les contrées baignées par le Gange, ce n'est qu'en 1820 que l'île de la Réunion a eu à subir pour la première fois l'épidémie asiatique qui fut attribuée alors à un arrivage de l'Inde.

Le choléra de 1859 avait été importé par un convoi de travailleurs embarqué sur la côte orientale d'Afri-

que, et transporté à la Réunion par le vapeur le *Mascareignes*, au mois de mars 1859.

Les renseignements fournis après coup démon-
trèrent qu'il existait plusieurs foyers cholériques
parmi les populations africaines qui avaient fourni les
émigrants du *Mascareignes*.

Pendant la traversée de ce bâtiment plusieurs
hommes succombèrent avec tous les symptômes du
choléra.

Le lendemain du débarquement des passagers africains qui s'opéra sans retard aucun, quelques cas de
choléra se montrèrent dans la ville de Saint-Denis,
d'abord parmi les arrivants et ensuite parmi les habitants de cette ville.

Les choses en étaient là, lorsque la commune de
Saint-Louis, lieu de ma résidence, reçut un lot de travailleurs qui ne provenaient pas du *Mascareignes*,
mais qui avaient été logés à Saint-Denis dans le voisinage des débarqués de ce navire.

Dans le parcours d'environ 50 kilomètres compris
entre Saint-Denis et Saint-Louis, le convoi avait perdu
deux hommes du choléra à sa première étape.

A leur arrivée à Saint-Louis, le 17 mars, les
227 hommes qui formaient ce convoi étaient déposés
provisoirement dans un établissement agricole ayant
un personnel d'environ 300 travailleurs.

Il est utile de noter ici qu'aucun cas de choléra
ne s'est montré avant le mois d'avril, dans les trois

centres de population ou communes traversées par le convoi allant de Saint-Denis à Saint-Louis.

Le 19 mars, un cas de choléra mortel fut observé sur un des immigrants.

Le 20 mars, deux nouveaux cas, également suivis de mort, furent constatés à peu près simultanément sur deux habitants de Saint-Louis demeurant à la distance d'un kilomètre l'un de l'autre et n'ayant eu aucune communication avec les immigrants, dont ils étaient séparés par un intervalle de deux kilomètres environ.

Le 21, quatre cas nouveaux se présentèrent sur des points différents à plus d'un kilomètre des cholériques de la ville : aucun rapport n'avait eu lieu ni directement, ni indirectement, entre les victimes du 21 et celles du 20 mars.

A partir du 22 et du 23, la maladie se propageant rapidement, le choléra présenta bientôt tous les caractères d'une épidémie meurtrière.

Pendant sa durée, qui fut d'environ trois mois, l'épidémie se montra tantôt simultanément, tantôt successivement, mais avec une intensité inégale sur les agglomérations principales, au nombre de quatre, qui forment la commune de Saint-Louis.

La population, dont le chiffre approximatif était de 14,000 habitants, se trouvait disséminée sur une surface de terrain ayant dix kilomètres dans sa longueur et six dans sa largeur.

L'épidémie sévissait avec une intensité variable, suivant les catégories de cette population bigarrée de couleur et d'origines diverses.

Les blancs et les Indiens eurent peu à souffrir, tandis que la mortalité atteignit, sur les Africains, un chiffre très-élevé.

Les établissements agricoles principaux, réunissant chacun de cent cinquante à trois cents travailleurs, ne présentèrent pas une proportion plus élevée de malades que la population disséminée.

La marche et la propagation de l'épidémie offraient une grande irrégularité.

Les malades se trouvaient tantôt assez rapprochés, et tantôt fort éloignés les uns des autres, sans que les évolutions du mal pussent s'expliquer par les communications.

Dans quelques familles seulement, on observa simultanément ou successivement plusieurs cas de choléra dans un des foyers de l'épidémie.

Le choléra ne marchant pas de proche en proche, il est certain que les rapports par le contact ou par le voisinage n'exerçaient aucune influence appréciable sur le développement du fléau asiatique.

De sorte que, en recherchant, sans idée préconçue, la cause propagatrice du choléra de Saint-Louis, j'ai acquis la conviction que cette cause n'était pas la contagion, dans ce sens du moins que les individus éloignés des malades n'étaient pas plus en sécurité que ceux qui entretenaient avec eux des rapports de voisinage ou même de contact.

Voici cependant deux faits qui se présentèrent à moi avec des caractères évidents de contagion :

Un cantonnier qui travaillait depuis quelques jours au milieu d'un foyer d'épidémie fut atteint du choléra et transporté immédiatement dans sa demeure, située dans un point de la commune encore épargné.

Il succomba après avoir reçu là les soins de l'un de ses frères arrivant d'une commune voisine, indemne jusqu'alors de la maladie régnante.

Atteint à son tour de l'épidémie, cet homme fut soigné par un troisième frère venant du même lieu, et tous les deux succombèrent successivement.

N'y a-t-il pas dans ces deux cas sinon la preuve rigoureuse, du moins une grande probabilité en faveur de la contagion ?

A raison de leur étrangeté, je dois consigner ici deux cas de choléra observés par moi, en France, dans l'invasion de 1854 :

Dans un village de la Haute-Garonne habitait une famille composée de deux enfants, deux adultes et deux vieillards,

Le choléra ne régnait ou n'avait régné ni dans le village, ni dans les localités voisines sur un rayon de plus de cinq lieues ;

Résidant dans le village depuis environ un an, les

deux vieux époux n'avaient jamais franchi ses limites depuis leur arrivée ;

Aucun membre de la famille n'avait été en rapport direct ou indirect avec aucun individu ni aucune contrée cholérisés.

Tel était l'état des choses, lorsque les vieux époux furent atteints brusquement à deux jours d'intervalle et presque foudroyés par le choléra.

La mort de ces deux personnes, qui eut lieu après cinq ou six heures de maladie, ne fut suivie d'aucun cas nouveau de choléra ni dans la famille ni dans le village.

L'un de ces décès, le second en date, pourra être attribué à la contagion avec quelque probabilité.

Mais le premier est certainement l'effet d'une cause spontanée, c'est-à-dire de conditions ignorées.

Car, pour expliquer un cas isolé de choléra se produisant dans des circonstances semblables, on ne peut invoquer ni l'épidémicité, ni l'infection, ni la contagion, ni un virus, ni un miasme, chacun de ces agents morbides pouvant être apprécié par un principe matériel ou par des effets généraux.

J'ai rappelé plus haut l'opinion de M. Littré qui admet la contagiosité du choléra, parce qu'il considère comme démontré d'abord que son apparition dans une localité autre que les bords du Gange est toujours due à une importation par les arrivants, et ensuite que sa propagation dans la localité envahie s'opère toujours ou presque toujours par des communications.

Et c'est de la réunion de ces deux conditions que résulte pour cet éminent observateur la preuve complète de la contagion du choléra.

Que si, maintenant, j'essaie de contrôler la théorie de M. Littré à l'aide des faits que j'ai observés pendant l'épidémie de Saint-Louis, je rencontre facilement dans mes observations la première condition, c'est-à-dire l'importation par des arrivants; mais la seconde et la plus décisive des deux preuves fait complétement ou presque complétement défaut, c'est celle qui se tire de la propagation par les communications.

D'après mon observation personnelle à Saint-Louis, le choléra s'est propagé ou a paru se propager par l'influence d'une cause provenant d'individus malades et transmise à d'autres individus sains, non pas directement et de proche en proche, comme dans le typhus, la peste, la fièvre jaune, mais indirectement et après avoir d'abord infecté l'air ambiant dans une étendue qu'il n'est pas possible d'apprécier.

En sorte que, pour moi, c'est dans l'atmosphère que résidait la véritable cause propagatrice de l'épidémie de Saint-Louis, ce qui veut dire, en termes plus simples, que le choléra de Saint-Louis a offert les caractères d'une épidémie non contagieuse.

Je dois ici aller au-devant d'une objection qu'on ne manquera pas de me faire :

On m'accusera sans doute d'inconséquence et de contradiction parce que je refuse au choléra de Saint-Louis la propriété contagieuse, après avoir admis qu'il avait été importé et introduit par des arrivants, non-seulement à Saint-Louis où il était arrivé de seconde main, mais encore à Saint-Denis, qui l'avait reçu de premier jet par les passagers du *Mascareignes*.

Cette contradiction apparente ne peut avoir sa raison d'être que dans l'esprit de celui qui voit la contagiosité dans toute maladie se propageant dans un pays où elle n'existait pas, à l'occasion de l'arrivée dans ce pays d'un individu atteint de la même maladie.

Mais pour moi le fait de l'importation par un arrivant signifie tout simplement que le corps de cet arrivant a servi de véhicule à l'agent morbide qui a été transporté ainsi du point de départ de cet individu à son point d'arrivée.

Et, pour qu'il y ait contagion, il ne suffira pas que la maladie se transmette, n'importe comment, des arrivants aux résidents.

Il faudra de plus que cette transmission s'opère de proche en proche des individus malades aux individus sains.

D'où il suit, à mon point de vue, d'abord, que l'importation du choléra se confond avec sa propagation et que, en définitive, ces deux questions n'en font qu'une.

Et, en second lieu, que la preuve de la contagiosité du choléra se tire exclusivement d'un mode déterminé de propagation, qui est la propagation par les communications directes ou indirectes entre les individus malades et les individus sains.

Or on a pu voir, par le récit de son évolution, que cette preuve n'a pas été fournie par l'épidémie cholérique de Saint-Louis, quoiqu'il ne puisse rester aucun doute sur le fait de son importation par des arrivants bien connus.

Néanmoins, je suis loin de prétendre que les faits observés par moi doivent contredire et annuler les faits invoqués par d'autres en faveur de la contagion.

Je pense, au contraire, que les faits réels ne sont jamais contradictoires, et que les faits négatifs, quelque nombreux qu'ils soient, ne détruisent jamais un seul fait positif.

Dans les faits vrais, la contradiction n'existe et ne peut exister qu'en apparence et seulement tant qu'ils sont à l'état brut et indéterminé; mais dès que l'on connaît les conditions de leur existence, aussitôt la lumière est faite et toute contradiction cesse; c'est l'interprétation seule qui varie et qui, de moins en moins il est vrai, variera nécessairement toujours dans les sciences biologiques en général et dans la médecine particulièrement, à raison de la complexité extrême des phénomènes organiques.

Pour en revenir au mode de propagation du choléra, tout en reconnaissant que mes observations per-
sonnelles sur l'épidémie cholérique de la Réunion ne
sont pas favorables à la contagion, je tiens compte
néanmoins des faits nombreux invoqués en faveur de
cette doctrine, et je considère comme démontré que
le choléra peut aussi, dans des conditions inconnues,
se propager à la façon des maladies contagieuses
telles que le typhus, la fièvre jaune, la scarlatine, etc., etc.

Mais, avant d'admettre la contagion comme règle
de conduite dans la prescription des mesures sanitaires, il faudrait, sous peine d'inconséquence, résoudre la question de savoir quel est celui des deux
modes de propagation qui réunit en sa faveur la masse
la plus imposante de faits.

Or, en attendant que l'accord se fasse parmi les
observateurs, le doute, qui est l'état actuel de la
science à cet égard, devra-t-il s'interpréter pour ou
contre la contagion?

Faudra-t-il donc remettre en vigueur le régime
suranné des quarantaines, des lazarets et des cordons
sanitaires?

L'intérêt supérieur de la santé publique, s'il était
scientifiquement démontré, pourrait seul commander
le retour à un passé justement condamné par tous les
intérêts civilisateurs.

En résumé, que les individus et par suite les objets

cholérisés puissent être des foyers d'infection suscep-
tibles de transporter et de transmettre le mal par l'atmosphère aux individus non cholérisés, cela n'est pas
douteux pour moi.

Mais quelle est la sphère d'action des miasmes cholériques? Un foyer cholérique étant donné, quel
sera le rayon atmosphérique infecté par ce foyer?

Pendant combien de temps le germe infectieux
pourra-t-il exister à l'état latent?

En d'autres termes, à quelle distance de ce foyer
faudra-t-il se tenir isolé, pour se garder, autant que
possible, contre la transmission du mal?

Le foyer de l'épidémie une fois éteint en apparence,
quel sera le délai à fixer pour rétablir, sans danger,
la liberté des communications?

On comprend facilement l'importance de ces questions, au point de vue de l'isolement. Dans l'im-
possibilité de les résoudre par des faits bien établis,
il me paraît conforme aux règles de la prudence et de
la logique d'appliquer à la cause propagatrice du
choléra le juste raisonnement de M. Littré sur sa cause
productive.

Et puisqu'on ignore le *comment* de transmission du
choléra, puisqu'il n'est pas possible de saisir dans sa
nature matérielle la cause qui le propage, je conclus,
avec M. Littré, que « on ne peut la combattre qu'in-
« directement, et je dirais à tâtons, si, en tous cas,
« l'hygiène n'avait par des vertus qui diminuent le

« mal même quand elle ne le connaît pas dans ses
« conditions essentielles. C'est donc à l'hygiène gé-
« nérale qu'il faudra s'adresser. »

III

Si maintenant, après avoir étudié le mode de propagation du choléra, sans autre intérêt que celui de
la vérité, je cherche à tirer quelques leçons de l'histoire générale de ce fléau cosmopolite, j'arrive aux
conclusions suivantes :

1° La cause génératrice du choléra est inconnue
dans les conditions essentielles de son existence ;

2° Cette cause ignorée peut prendre naissance en
dehors de l'Inde et des contrées limitrophes ;

3° Le choléra a pu naître spontanément et sans
parents connus, au moins une fois en 1859 sur la côte
orientale d'Afrique, et plus récemment à Marseille et
à la Guadeloupe en 1865 ;

4° Le choléra peut être transporté et propagé par
les hommes et par les choses à de grandes distances,
par mer et par terre d'une contrée contaminée à une
contrée saine jusqu'alors ;

5° Après avoir apparu dans une localité avec ou
sans importation, le choléra marche et se développe

le plus souvent à la façon des épidémies *non conta-gieuses* ;

6° Cependant la propriété contagieuse du choléra peut exister et existe réellement dans des conditions ignorées, ainsi que cela résulte des observations des médecins qui ont pu suivre sa marche dans les petites localités ;

7° Parti d'un foyer animé ou inanimé, primitif ou consécutif, le principe cholérique agit d'abord ou paraît agir sur l'air ambiant, en l'infectant dans une étendue indéterminée ; d'où il suit que, le choléra pouvant ainsi rayonner dans l'atmosphère à des distances inappréciables, les quarantaines, lazarets et cordons sanitaires sont des moyens de préservation presque toujours illusoires et souvent nuisibles.

8° L'immunité observée dans certaines localités soumises au régime des quarantaines est un argument sans valeur aucune pour prouver l'utilité de l'isolement ; autant vaudrait admettre l'innocuité absolue des communications, ou, mieux encore, l'efficacité des communications comme moyen préventif, parce que certaines villes et certaines contrées sont restées indemnes de l'épidémie pendant la liberté des communications ;

9° Pour tout observateur non prévenu, deux enseignements ressortent du rapprochement de ces faits de préservation se produisant dans des circonstances différentes :

Le premier, c'est le danger des faux raisonnements qui confondent les phénomènes de coïncidence avec les rapports de cause à effet;

Le second, c'est que, pour résoudre scientifiquement le grand problème de la génèse du choléra, les données nécessaires échappent à toute recherche jusqu'à ce jour;

10° En dernière analyse, au milieu des difficultés inextricables et des obscurités persistantes de la question du choléra, le seul fait bien démontré pour moi, c'est le fait suivant :

Dans l'impuissance où est la science actuelle de saisir et de montrer l'agent cholérigène dans ses rapports intimes avec les éléments de l'organisme humain, la théorie affirme et l'expérience confirme que les ressources de l'hygiène générale sont les seules véritablement efficaces, pour diminuer le nombre des victimes, non-seulement lorsqu'il s'agit de prévenir le mal, mais encore quand il faut le combattre.

Le principe cholérigène est un agent toxique inconnu dans sa nature, mais analogue, quant aux effets, aux poisons organiques les plus violents : et dans l'empoisonnement cholérique comme dans l'empoisonnement cyanhydrique, par exemple, le poison une fois absorbé, les antidotes les plus vantés ne sont que des remèdes illusoires, quand ils ne sont pas nuisibles.

Il suit de là que, lorsqu'il a pénétré dans la circulation sanguine par n'importe quelle voie, le poison cholérique produit fatalement son effet plus ou moins délétère sur les éléments anatomiques.

Tout dépend alors de la dose de l'agent toxique et du degré de résistance de l'organisme.

Si la dose est faible et la constitution fortement trempée, la vie sera presque toujours sauve avec tous les traitements et même sans traitement aucun.

Dans le cas contraire, la mort est très-probable, malgré l'emploi des spécifiques les plus recommandés.

Or, s'il est démontré, par les symptômes du choléra, que sa cause productive agit sur nos organes à la façon des substances toxiques, l'indication thérapeutique à remplir se présente d'elle-même :

Elle consiste tout simplement à mettre le corps dans les meilleures conditions de résistance contre le mal.

Il faudra dès lors tâcher de fortifier le physique et le moral, à l'aide des ressources hygiéniques appropriées, et cela en vue d'amoindrir, autant que possible, les atteintes d'un principe morbide dont il n'est pas possible après tout d'éviter l'influence, s'il est vrai, comme tout semble l'indiquer, que ce principe s'introduit malgré nous dans nos poumons avec l'air ambiant que nous sommes condamnés à respirer.

Je le répète donc, et c'est par là que je terminerai cette étude sur le choléra, je le répète, dis-je, avec une conviction profonde, c'est à l'hygiène générale et à l'hygiène seulement que nous devons demander les moyens, hélas! trop souvent impuissants, de prévenir et de combattre le fléau asiatique.

Tu m'en voudras certainement, mon cher ami, de t'avoir laissé sous l'impression d'une profession de foi médicale faite pour troubler la sécurité du bon public habitué, comme toi, à vivre paisiblement dans la ferme croyance qu'un remède plus ou moins infaillible se trouve toujours providentiellement placé à côté de chaque maladie.

A ce point de vue, j'en conviens à l'avance, ma théorie sur la thérapeutique du choléra devra te paraître dure et presque brutale : mais que faire à cela? *Amicus Plato, magis amica veritas.*

L. CORRÉGER,

Docteur-médecin.

IMPRIMÉ PAR CHARLES NOBLET, RUE SOUFFLOT, 18.

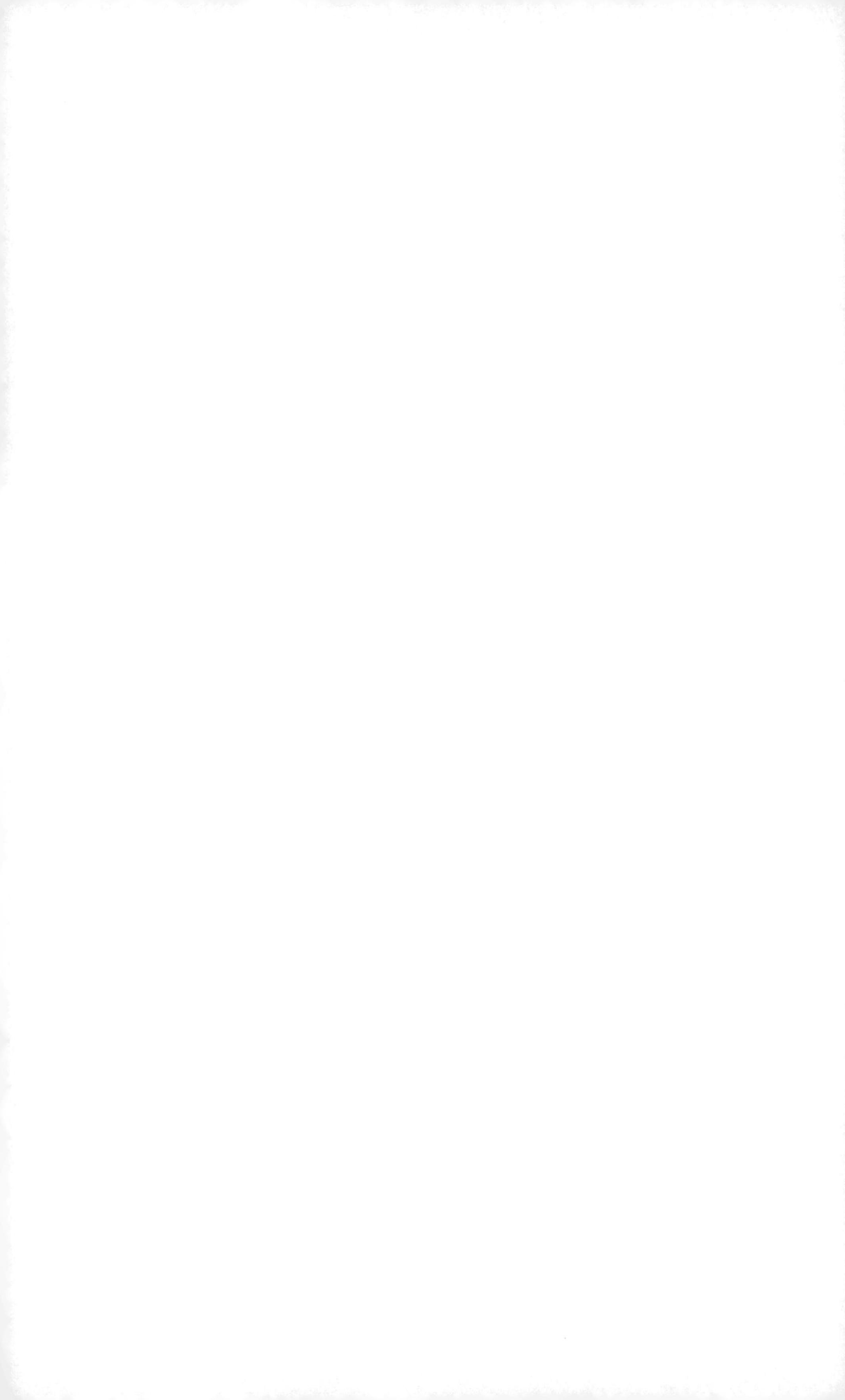